1. Auflage 2018

ISBN: 9781983054761
Imprint: Independently published

Ganzheitliche Behandlung von Hashimoto-Thyreoiditis

Ernährung bei
Schilddrüsenunterfunktion
Gesund leben
Gewicht verlieren

Inklusive Rezepte mit
Nährwertangaben

Susann Peters

Inhaltsverzeichnis

Was ist Hashimoto-Thyreoiditis?

Bei der Hashimoto-Thyreoiditis oder auch chronischen lymphozytären Thyreoiditis, handelt es sich um eine anhaltende Entzündung der Schilddrüse. Das kleine schmetterlingsförmige Organ, welches sich unterhalb des Kehlkopfes an der Luftröhre befindet, produziert die lebenswichtigen Schilddrüsenhormone, welche den menschlichen Stoffwechsel, Kreislauf, das Wachstum und die Psyche beeinflussen. Der außergewöhnliche Name dieser Autoimmunerkrankung lässt sich auf ihren Entdecker, dem japanischen Arzt Hakaru Hashimoto, zurückführen.

Bei etwa 80 Prozent aller Schilddrüsenerkrankungen in Deutschland handelt es sich um Hashimoto-Thyreoiditis, wobei statistisch Frauen etwa neunmal häufiger daran erkranken als Männer. Häufig erscheint die Autoimmunerkrankung zu Beginn der Wechseljahre und wird leicht übersehen, da die Symptome fehlgedeutet und den Wechseljahren zugeordnet werden. Oftmals tritt die Krankheit erst im Alter zwischen 30 und 50 Jahren auf, jedoch kann es durchaus vorkommen, dass sowohl jüngere, als auch ältere Personen davon betroffen sind.

Als Hashimoto-Thyreoiditis-Patient, greift Ihr körpereigenes Abwehrsystem irrtümlich das Gewebe Ihrer Schilddrüse an und schädigt es dauerhaft. Auf diese Weise entsteht die chronische Schilddrüsenerkrankung, welche letztendlich zu einer Schilddrüsenunterfunktion führt und aus diesem Grund nicht ausreichend Schilddrüsen-Hormone produziert werden. Betroffene verspüren zunächst oft Müdigkeit, aber auch Verstimmtheit und Gewichtszunahme sind einige der negativen Begleiterscheinungen der Erkrankung. Da diese Symptome nicht sehr ausschlaggebend sind, wird die Diagnose sogar erst viele Jahre später gestellt.

Die Krankheit kann in zwei unterschiedliche Verlaufsformen aufgeteilt werden: Bei der klassischen Form der Hashimoto-Thyreoiditis, vergrößert sich die Schilddrüse und verliert große Teile ihrer Funktionen. Bei der atrophischen Form und die damit häufiger diagnostizierte Phase, wird das Schilddrüsengewebe vom eigenen Immunsystem zerstört und verkümmert letztendlich.

Das Krankheitsbild kann außerdem in zwei Phasen verlaufen: Zuerst bewirkt die Schilddrüsenentzündung eine erhöhte Ausschüttung von Hormonen in der Schilddrüse. Diese vermehrte Ausschüttung kann zu einer Überfunktion führen, sodass der Stoffwechsel auf Hochtouren läuft. Nervosität, Herzrasen und Stress können einige Anzeichen für diese Fehlfunktion sein. Als nächstes setzt eine dauerhafte Unterfunktion ein, welche Depressionen, Motivationslosigkeit, Gewichtszunahme und brüchiges Haar bewirken kann. Die Krankheit gilt medizinisch nach wie vor als unheilbar, jedoch können Sie – wenn Sie einige Tipps über Umgang mit dieser Erkrankung befolgen – trotz Hashimoto-Thyreoiditis ein normales Leben ohne starke Beschwerden führen.

Die Ursachen für eine Hashimoto-Thyreoiditis

Die Erkrankung Hashimoto-Thyreoiditis gehört zur Gruppe der Autoimmunkrankheiten und entsteht durch Fehler des eigenen Immunsystems. Hauptsächlich wird Ihr Immunsystem erst dann aktiv, wenn es Bakterien oder Viren bekämpfen muss, welche in Ihren Körper gelangt sind. Ihr Körper bildet dann sogenannte Antikörper gegen die schädlichen Eindringlinge und versucht, sie unschädlich zu machen. Außerdem übernimmt Ihr körpereigenes Abwehrsystem die Aufgabe, einzelne infizierte oder stark geschädigte Körperzellen zu beseitigen.

Leiden Sie an einer Autoimmunerkrankung, so greift Ihr Abwehrsystem sogar gesundes, körpereigenes Gewebe an - Bei der Hashimoto-Thyreoiditis das der Schilddrüse. Wie genau es zu dieser Immunsystem-Fehlfunktion kommt, ist weiterhin unbekannt. Experten jedoch gehen davon aus, dass möglicherweise bakterielle oder virale Infektionen für diese Autoimmunerkrankung verantwortlich sein können.

Tatsächlich wurde bereits festgestellt, dass sich die Hashimoto-Thyreoiditis in den Genen befindet, jedoch nicht weitervererbt wird. Die krankhafte Erbanlage ist eine Grundvoraussetzung dafür, dass Sie an Hashimoto-Thyreoiditis erkranken können. Aber auch wenn Sie diese genetische Disposition in sich tragen, heißt es nicht, dass Sie definitiv im Laufe Ihres Lebens daran erkranken werden. Erst wenn bestimmte auslösende Faktoren dazukommen, kann die Krankheit ausbrechen. Sicher ist, dass üblicherweise Verwandte von Betroffenen Patienten dieser Schilddrüsenentzündung häufiger davon betroffen sind, als der Bevölkerungsdurchschnitt.

Verschiedene äußerliche als auch innere Faktoren können das Krankheitsbild verschlechtern oder die Erkrankung überhaupt erst zum Ausbruch zu bringen. Bestimmte Auslöser wie zum Beispiel Stress, Hormonschwankungen während der Pubertät, Schwangerschaft oder den Wechseljahren, können bei Personen mit genetischer Vorbelastung dazu führen, an Hashimoto-Thyreoiditis zu erkranken. So scheint stets eine Kombination aus angeborener Empfänglichkeit und Umweltfaktoren die Ursache für eine Autoimmunkrankheit zu sein. Wann es jedoch zu dieser Erkrankung kommen kann ist noch unklar. Sicher ist, dass auch bestimmte Erreger, welche den körpereigenen Substanzen ähneln, die Krankheit auslösen können. Das Immunsystem bildet infolge dessen Antikörper, welche dann auch die eigenen Körperzellen angreift.

Wenn Sie bereits eine entsprechende genetische Veranlagung haben, können sogar größere Mengen Jod Ihr Krankheitsbild offenbar verschlechtern oder vorzeitig ausbrechen lassen. Übermäßiger Jod-Konsum, welcher zum Beispiel in Form von Nahrungsergänzungsmitteln eingenommen wird, können die Schnelligkeit des Krankheitsverlaufs und die Symptome verstärken. Der Jodgehalt in der täglichen Nahrungsaufnahme jedoch stellt laut Experten kein Problem dar.

Auch bei Darmerkrankungen, bei denen der Darm Fremdkörper in den eigenen Körper gelangen lässt, kann die Hashimoto-Thyreoiditis begünstig werden. Betrachtet Ihr Immunsystem beispielsweise ein häufig gegessenes Nahrungsmittel als schädlichen Eindringling, bildet es Antikörper dagegen und kann eine Autoimmunreaktion auslösen.

Insbesondere das im Weizen enthaltene Gluten, wird mittlerweile als potentieller Auslöser der

Schilddrüsenentzündung in Betracht gezogen. Der im Gluten enthaltene Gliadinanteil löst dann die Autoimmunreaktion aus. Gluten ist jedoch nicht nur in Weizen enthalten – auch in anderen Getreiden wie Dinkel, Roggen oder Gerste ist es ein Bestandteil. Da die Molekularstruktur des Glutens, bzw. des Gliadins, der Schilddrüse sehr ähnlich ist, wird die Autoimmunreaktion häufig durch eine Verwechslung eingeführt. Dringt also das in Gluten enthaltene Gliadin durch eine gestörte Darm-Schutzbarriere in die Blutbahn, reagiert das Immunsystem und bildet Antikörper. Diese Antikörper, welche sich lediglich an das Gliadin richten sollen, können aber auch durch die große Strukturähnlichkeit das Schilddrüsengewebe angreifen. Leiden Sie also an einer Gluten-Unverträglichkeit, sollten Sie sich auch auf Hashimoto-Thyreoiditis testen lassen.

Oft tritt die Schilddrüsenentzündung als Begleiterkrankung mit anderen Erkrankungen auf. Bislang konnte wissenschaftlich kein Zusammenhang zwischen der autoimmunbedingten Schilddrüsenerkrankung und dem Konsum von Gluten gefunden werden. Viele Betroffene bemerken nach Einschränkung ihres

Glutenkonsums einen starken Rückgang Ihrer Symptome.

Auch Hormonschwankungen können eine weitere Ursache der Hashimoto-Thyreoiditis sein, wenn die genetische Veranlagung und ein fehlerhaftes Immunsystem vorliegen. Durch extreme Veränderungen im Hormon- und Immunsystem nach einer Schwangerschaft oder kurz vor den Wechseljahren wurde bei einigen Frauen die Schilddrüsenerkrankung ausgelöst. Insbesondere vor den Wechseljahren, kann es zu einer Verwechslung der Symptome und einer Fehleinschätzung kommen – Denn die Symptome der Perimenopause und der Hashimoto-Thyreoiditis sind sich sehr ähnlich. Zerstört also das eigene Immunsystem Ihr Schilddrüsengewebe, gelangen übermäßig viele Hormone ins Blut, welche Begleiterscheinungen typisch für die Wechseljahre wie zum Beispiel Hitzewallungen, Nervosität und Schlafstörungen hervorrufen können.

Eine weitere Ursache für Hashimoto-Thyreoiditis kann das polyzystische Ovarialsyndrom (PCOS) sein. Die sehr häufig bei Frauen auftretende endokrinologische Erkrankung geht mit Gewichtszunahme, Müdigkeit nach dem Essen,

Akne, Zyklusstörungen und dem Verlangen nach Zucker einher. Oft finden sich auch Zysten an den Eierstöcken, die die Fruchtbarkeit beeinträchtigen können.

PCOS lässt sich im Blut an Insulinresistenz erkennen. Hohe Triglycerid- und Cholesterinwerte sind dafür typisch. Bei der Insulinresistenz kommt es durch eine kohlenhydratreiche Ernährung zu einer Insulinresistenz der Körperzellen. Das hat zur Folge, dass der Körper mehr Testosteron produziert und somit Zysten an den Eierstöcken entstehen. Die Insulinresistenz fördert Entzündungen und Probleme mit dem Immunsystem, weswegen sie als Auslöser für Hashimoto-Thyreoiditis gilt.
Probleme im Verdauungstrakt wie eine Barriere Störung der Darmschleimhaut, Verdauungsprobleme oder Infektionen durch Bakterien und Parasiten können zu einer Ausprägung einer Autoimmunkrankheit führen. Bei einem bereits angegriffenen Darm kommt es oft zu chronischen Immun- und Stressreaktionen. Wie bei einer Gluten-Unverträglichkeit, wirken chronische Stressfaktoren auf das Immunsystem ein und führen letztendlich zu einer Fehlfunktion des Immunsystems. Aber auch chronische Virusinfektionen wie Hepatitis C, Lyme Borreliose

und Schimmelpilzinfektionen können das Immunsystem negativ beeinflussen und dadurch die Autoimmunerkrankung auslösen.

Aber auch chronische Belastungen durch Chemikalien und Metalle in Ihrer Umwelt, können Stressfaktoren für Ihr Immunsystem sein. Heutzutage sind fast alle Menschen in einem gewissen Maß der Umweltverschmutzung ausgesetzt, jedoch greift bei manchen Personen das Immunsystem diese Gifte an. Durch diese äußerliche Belastung können Autoimmunerkrankungen der Schilddrüse auftreten.

Außerdem können auch Rauchen, regelmäßiger Stress, eine dauerhaft schlechte und einseitige Ernährung, sowie seelische Belastungen Hashimoto-Thyreoiditis begünstigen.

Meistens führt eine Kombination aus den oben genannten Faktoren zu einem Ausbruch dieser Schilddrüsenerkrankung. Oft tritt die Hashimoto-Thyreoiditis gemeinsam mit anderen Autoimmunerkrankungen auf. Dazu gehören zum Beispiel die Weißfleckenkrankheit, Gluten-Unverträglichkeit und Diabetes mellitus Typ 1. Sollten Sie bereits an diesen Stoffwechselerkrankungen leiden, lassen Sie regelmäßig Ihre Schilddrüse überprüfen.

Häufige Symptome und der Krankheitsverlauf einer Hashimoto-Thyreoiditis

Bei Hashimoto-Thyreoiditis können die Symptome von Mensch zu Mensch sehr unterschiedlich sein. Die Schilddrüse ist das Zentrum der Stoffwechselfunktion jeder Zelle in Ihrem Körper und kann sich somit sehr stark auf Ihr Leben und Ihre Lebensqualität auslösen. Mittlerweile bringen Forscher die Schilddrüsenunterfunktion mit Herzkrankheiten, Diabetes, Nierenerkrankungen, Krebs und sogar Alzheimer in Verbindung. Trotz der weltweiten Verbreitung dieser Stoffwechselerkrankung, wissen etwa nur die Hälfte der Betroffen darüber Bescheid.

Eine Hashimoto-Thyreoiditis hat grundsätzlich keine eindeutigen Symptome. Viele dieser Begleiterscheinungen gehen auch mit einer Schilddrüsenfehlfunktion einher. Leiden Sie an Hashimoto-Thyreoiditis, so können Sie abhängig von dem Krankheitsverlauf an Symptomen der Schilddrüsenüber- oder -unterfunktion leiden. Des Weiteren können auch Symptome auftreten, die auf bestimmte Auswirkungen des Immunsystems und der Antikörper zurückzuführen sind.

Symptome der Schilddrüsenunterfunktion können sein:

- Erschöpfung, Müdigkeit, Antriebslosigkeit
- Schlafstörungen
- Heiserkeit
- Depression, Angst- und Panikattacken
- Reizbarkeit und Wesensveränderungen
- Konzentrationsstörungen
- Schwindel
- Nachlassendes Hörvermögen
- Leichte Sehstörungen
- Herzstolpern, hoher Blutdruck, langsamer Puls
- Atemnot
- Verstopfungen, Blähungen, Übelkeit
- Gelbliche Hautfarbe, trockene Haut
- Schwellungen
- Schuppende, juckende Kopfhaut
- Stumpfe, brüchige Haare und Nägel, Haarausfall
- Nackenschmerzen/-verspannungen
- Kälteempfindlichkeit, kalte Hände und Füße
- Zyklusstörungen, Unfruchtbarkeit, Libidoverlust
- Starke Gewichtszunahme

Symptome der Schilddrüsenüberfunktion können sein:

- Herzklopfen, hoher Blutdruck, schneller Puls
- Nervosität, Reizbarkeit, Unruhe, Händezittern
- Angst- und Panikattacken
- Muskelschwäche/-schmerzen, Gelenkprobleme
- Hitzeempfindlichkeit
- Schlafstörungen
- Heißhunger
- Durstgefühl
- Häufiger Stuhlgang
- Schweißausbrüche, warme, feuchte Haut
- Haarausfall
- Gewichtsabnahme
- Zyklusstörungen, Unfruchtbarkeit

Symptome einer Autoimmunkrankheit:

Bei einer autoimmunen Erkrankung kommen sowohl spezifische, als auch unspezifische Symptome vor. Sind diese spezifisch, so kommt es zur Fehlfunktion eines Organs, wie zum Beispiel der Schilddrüse. Durch den Entzündungsprozess im Körper können auch systemische Autoimmunerkrankungen ausgelöst werden. So gibt es insbesondere Mischformen und unterschiedliche Arten von Kombinationen. So können

- Gelenkschmerzen
- Muskelschmerzen
- Müdigkeit und Erschöpfung

Symptome einer autoimmunen Erkrankung sein. Mit zunehmendem Alter verschlechtert sich eine unbehandelte Hashimoto-Thyreoiditis und führt schließlich zu weitaus stärkeren Beschwerden.

Haben Sie den Verdacht an Hashimoto-Thyreoiditis erkrankt zu sein oder an einer Schilddrüsenfehlfunktion zu leiden, sollten Sie einen Arzt in Ihrer Nähe aufsuchen. Da jeder Mensch eine andere Kombination von Symptomen ausweisen kann, wird ein Arzt die nötigen Tests veranlassen, um eine aussagekräftige Diagnose zu stellen.

Bei dem schleichendem Zerstörungsprozess von Schilddrüsengewebe der Autoimmunerkrankung Hashimoto-Thyreoiditis, lässt sich eine abwechslungsreiche Mischung an Krankheits-verläufen beobachten. Grundsätzlich lässt sich die Erkrankung in zwei unterschiedliche Formen unterteilen: Die klassische, auch hypertrophe Form ist sehr selten und bewirkt eine Vergrößerung der Schilddrüse. Wenn eine Entzündung die Hormonspeicher der Schilddrüse angreift, kann es vorrübergehend zu einer großen Ausschüttung der Schilddrüsenhormone kommen. Diese Hormone gelangen ins Blut und lösen die Symptome einer Schilddrüsenüberfunktion aus. Im weiteren Verlauf wird das Gewebe der Schilddrüse stetig geschädigt und wird allmählich funktionsuntüchtig. Der Hormonspiegel sinkt ab und es stellen sich Symptome der Schilddrüsenunterfunktion ein. Die atrophe Form von Hashimoto-Thyreoiditis beschreibt die Verkümmerung der Schilddrüsen-Zellen. Folglich wird das Organ immer kleiner und verliert an Funktionalität. An der atrophen Form leidet die Mehrheit der Patienten in Deutschland.

Der Schweregrad und der genaue Krankheitsverlauf können von Mensch zu Mensch unterschiedlich sein. Es gibt sowohl Krankheitsverläufe ohne nennenswerte Beschwerden, als auch solche mit schwereren Beschwerden und einer starken Beeinträchtigung der Lebensqualität. Bei richtiger Behandlung verursacht die autoimmune Erkrankung nur leichte Beschwerden und hat somit keinen allzu starken Einfluss auf das Leben der Betroffenen.

Wie wird Hashimoto-Thyreoiditis diagnostiziert?

Zu Beginn der ärztlichen Untersuchung werden Sie zunächst von Ihrem Arzt befragt. Hinsichtlich Ihrer geschilderten Symptome und Beschwerden, kann Ihr Arzt einen Verdacht auf eine Schilddrüsenfehlfunktion feststellen. Als nächstes wird Ihnen Blut abgenommen, sodass ein aussagekräftiges Blutbild erstellt werden kann. Dieses bezieht sich dann auf die wichtigsten Vitamine, Mineralstoffe, Spurenelemente, Leber-, Bauchspeicheldrüse- und Nierenwerte, sowie auf Eisen-, Zucker-, Fett- und Muskelstoffwechsel. Außerdem werden zusätzlich die wichtigen Schilddrüsenwerte abgebildet. Mit einem ausführlichen Blutbild, können negative Auswirkungen von Hashimoto-Thyreoiditis auf andere Organe ausgeschlossen werden.

Wird diagnostiziert, dass Sie an einer Schilddrüsenfehlfunktion leiden, so werden meistens Schilddrüsenhormone verschrieben, welche den Hormonspiegel ausgleichen sollen.

Außerdem kann zusätzlich zu dem Blutbild eine Ultraschalluntersuchung der Schilddrüse erfolgen. Diese Untersuchung dient als Diagnosesicherung und ist sowohl schmerzlos und jederzeit durchführbar. Während dieser Untersuchung werden die Größe und die Struktur der Schilddrüse beurteilt. Des Weiteren kann Ihr Arzt auch feststellen ob die Schilddrüse von Zysten oder Knoten befallen ist.

Eine gesunde Schilddrüse erscheint weißlich strukturiert, wohingegen bei Hashimoto-Thyreoiditis die Schilddrüse normal, vergrößert oder verkleinert sein kann. Außerdem erkennen Sie dunkles Schilddrüsengewebe.

Eine weitere Variante der Untersuchung ist ein nuklearmedizinisches Verfahren, welches sich Szintigrafie nennt. Mit ihr kann die Aktivität des vorhandenen Schilddrüsengewebes festgestellt werden. Aufgrund der Strahlenbelastung ist solch eine Untersuchung in der Schwangerschaft nicht zugelassen, auch wenn die sie meist kleiner ist als bei einer Röntgenuntersuchung. Vor der Untersuchung erhalten Sie oral oder intravenös eine geringe Menge an kurzlebigen Radionukliden. Diese Substanzen verteilen sich dann in Ihrem

Körper und reichern sich letztlich in einem bestimmten Organ oder Gewebe an. Diese Radionuklide senden Gamma-Strahlung aus, welches dann mithilfe eines Scanners erfasst und in ein Bild umgewandelt werden kann.

Bis die Radionuklide die Gamma-Strahlung aussenden, kann zwischen zehn Minuten bis zu einer Stunde vergehen. In einigen Fällen muss die Messung mehrfach wiederholt werden.

Selbsttest zur Erkennung einer Hashimoto-Thyreoiditis

Dieser kleine Selbsttest kann Ihnen dabei helfen, eine mögliche Störung Ihrer Schilddrüse zu erkennen. Zählen Sie Ihre Ja und Nein Antworten, und überprüfen Sie ihr Verhältnis. Am Ende dieses Tests können Sie Ihr Ergebnis einsehen.

1. Gab es in Ihrer Familie bereits eine Schilddrüsen-Erkrankung?

O Ja O Nein

2. Haben Sie ein Fremdkörpergefühl im Hals, welches Ihnen insbesondere beim Schlucken auffällt?

O Ja O Nein

3. Haben Sie manchmal Herzrasen oder einen erhöhten Pulsschlag?

O Ja O Nein

4. Haben Sie in letzter Zeit grundlos zugenommen oder an Gewicht verloren?

O Ja O Nein

5. Neigen Sie oft zu Verstopfungen und Blähungen?

O Ja O Nein

6. Fühlen Sie sich oft müde, antriebslos oder depressiv?

O Ja O Nein

7. Frieren Sie häufig bzw. schnell?

O Ja O Nein

8. Haben Sie Hautprobleme wie trockene Haut, Pickel oder Ekzeme?

O Ja O Nein

9. Leiden Sie vermehrt an Haarausfall?

O Ja O Nein

10. Haben Sie trockene Haut, brüchige Fingernägel und glanzloses, eher sprödes Haar?

O Ja O Nein

11. Schmerzen Ihnen häufiger die Muskeln und fühlen Sie sich schwach?

O Ja O Nein

12. Sind Sie oft nervös, leicht reizbar oder verspüren eine innere Unruhe?

O Ja O Nein

13. Haben Sie Schlafprobleme?

O Ja O Nein

14. Schwitzen oder frieren Sie im Vergleich zu anderen Mitmenschen leicht?

O Ja O Nein

15. Haben Sie Ihr sexuelles Interesse verloren oder leiden Sie, wenn Sie eine Frau sind, an Zyklusstörungen?

O Ja O Nein

16. Klingt Ihre Stimme rau und heiser?

O Ja O Nein

17. Zittern Ihre Hände häufig?

O Ja O Nein

Überwiegend Ja

Möglicherweise liegt bei Ihren Hashimoto-Thyreoiditis vor. Sie sollten einen Termin bei Ihrem Arzt ausmachen, um eine aussagekräftige Diagnose zu erhalten.

Überwiegend Nein

Da Sie die Testfragen überwiegend mit Nein beantwortet haben, deutet das darauf hin, dass Ihre Schilddrüse gesund ist. Eine fachkundige Untersuchung und Diagnose stellt dieser Test jedoch nicht dar. Nur ein Arzt kann Ihren eine richtige Diagnose stellen und letztendlich Hashimoto-Thyreoiditis ausschließen.

Wie wird Hashimoto-Thyreoiditis behandelt?

Bis zum heutigen Zeitpunkt ist Hashimoto-Thyreoiditis nicht heilbar und seine Ursachen somit nicht direkt therapierbar. Bei der eingesetzten Therapie werden mit Schilddrüsenhormonen wie L-Thyroxin lediglich die Symptome der Schilddrüsenunterfunktion behandelt. Laut vieler Ärzte ist Hashimoto-Thyreoiditis mit solchen Tabletten gut behandelbar, jedoch kommt es häufig vor, dass Betroffene weiterhin eine ganze Reihe von Symptomen aufweisen und das obwohl die Blutwerte ziemlich gut aussehen.

Da jeder Mensch unterschiedlich ist und die Wohlfühl- und Belastungsgrenze demnach bei jedem anders ausfallen, können Sie sich mit niedrigeren Schilddrüsenwerten wohl fühlen, wohingegen ein anderer Patient deutlich höhere Schilddrüsenhormone benötigt um sich Beschwerdefrei zu fühlen. Aus diesem Grund gelingt es so gut wie keinem Arzt, für jeden Schilddrüsenpatienten eine optimale Dosierung zu verordnen, mit der es jedem gut geht. Die Dosierung wird anhand der Blutwerte eingestellt, jedoch können nur Sie allein als davon betroffene Person einschätzen, wie viele Schilddrüsenhormone Sie benötigen, um Ihren persönlichen Wohlfühlbereich zu finden.

Wurde bei Ihnen tatsächlich die Hashimoto-Thyreoiditis diagnostiziert, werden Sie schnell feststellen können, dass Ihr Arzt wahrscheinlich nur Ihre Symptome mittels Schilddrüsenhormone bekämpfen möchte. Die reine Ursache der Erkrankung wird nur in den seltensten Fällen in Betracht gezogen. Mittlerweile gibt es viele verschiedene Möglichkeiten die Auslöser der Hashimoto-Thyreoiditis bereits im Vorfeld abzuarbeiten. Zu diesen Auslösern gehören beispielsweise die Mikronährstoffverarmung, Schwermetallbelastungen, Pilzerkrankungen, ein nicht voll funktionsfähiger Darmtrakt, sowie virale und bakterielle Infektionen. Werden diese Auslöser im Vorfeld entsprechend behandelt, verschwinden die Schilddrüsenbeschwerden meist von alleine.

Wurde die Hashimoto-Thyreoiditis bei Ihnen festgestellt ist es wichtig, dass Sie frühestmöglich eine Therapie in Form von einer hormonellen Behandlung zu beginnen, um Ihre Beschwerden so gering wie möglich zu halten. Die hormonelle

Behandlung gilt sowohl bei einer Unter- als auch bei einer Überfunktion Ihrer Schilddrüse. Lassen Sie sich früh genug behandeln, kann dieser Autoimmunprozess gedämpft und ein stärkeres Fortschreiten der Krankheit verhindert werden.

Die Hormontherapie

Da die Hashimoto-Thyreoiditis meist schubweise verläuft, sollten Sie zu Beginn der Therapie Ihre Schilddrüsenhormone im Blut regelmäßig bestimmen lassen. Nur auf diese Weise können Sie sich ein Bild des Krankheitsverlaufs machen und die notwendigen Schritte dagegen unternehmen.

Bei der Hormoneinnahme beginnen Sie zunächst mit dem Hormon L-Thyroxin. Dieses wird behutsam und in kleinen Schritten Ihrem Körper zugeführt, sodass dieser und all seine Organe sich an die äußerliche Hormonzufuhr gewöhnen können. Normalerweise beginnen Sie mit einer geringen Dosis, welche im Laufe der Wochen gesteigert werden kann. Wird diese zu schnell erhöht, kann Ihr Körper mit Überdosierungs-Symptomen reagieren. Alle vier bis sechs Wochen sollten Sie Ihr Blutbild auf Ihre Schilddrüsenhormone prüfen, um die richtige Dosis bestimmen zu können. Es kann hilfreich für Sie sein, die ermittelten Blutwerde aufzubewahren und zu dokumentieren. So können Sie den Verlauf Ihrer Blutwerte sowie Ihr Befinden sogar auf längere Sicht im Blick behalten.

Meistens müssen Sie als Patient einer Schilddrüsenfehlfunktion die Medikamente Ihr Leben lang einnehmen. Üblicherweise nehmen Sie die Tabletten morgens vor dem Frühstück auf nüchternem Magen mit einem Glas Wasser ein.

Aktuell gibt es viele verschiedene Medikamente auf dem Markt, welche bei einer Schilddrüsenunterfunktion in Betracht gezogen werden können. Normalerweise werden reine T4-Monopräparate eingesetzt. Das Thyroxin (T4), auch als Speicherhormon bekannt, wird in Kombination mit dem stoffwechselaktiven Hormon Triiodthyronin (T3) kontrolliert von der Schilddrüse ausgeschüttet.

T4 wird sehr langsam vom Körper abgebaut, da es eine Halbwertszeit von mindestens 7 Tagen hat. Das erschwert eine schnelle Einstellung mit Schilddrüsenhormonen und setzt eine entsprechende Geduld voraus. Das T4 wird von Ihren Organen zum stoffwechselaktiven Triiodthyronin umgewandelt. Dieses ist für Ihren gesamten Energiehaushalt verantwortlich.
Häufig kommt es jedoch vor, dass dieser Prozess nicht immer ganz reibungslos verläuft und dadurch eine reine T4-Monotherapie nicht zum Erfolg führt.

Je nach Ihrem Befinden und Blutwerden, können Sie demnach zusätzlich T3-Präparapte bzw. Kombipräparate einnehmen.

Natürliche Hormone als Alternative

Zu den synthetischen Schilddrüsenhormonen gibt es auch eine natürliche Alternative. Schilddrüsenpräparate wie zum Beispiel Acella NP Thyroid oder Westthyroid Pure sind Schweinehormone, welche in Deutschland zwar keine gängigen Medikamente zur Behandlung einer Schilddrüsenfehlfunktion sind, jedoch können diese, wenn die üblichen Medikamente bei Ihnen nicht zum gewünschten Erfolg geführt haben, eine deutliche Verbesserung Ihres Krankheitsbildes bewirken. Ist das bei Ihnen der Fall, sollten Sie diese Präparate auch in Erwägung ziehen.

Natürliche Hormone sind bioidentischer und werden aus diesem Grund besser vertragen. Außerdem enthalten diese auch noch zusätzlich T1, T2 und Calcitonin, welche auch von einer gesunden Schilddrüse produziert werden. Es liegt daher nahe, dass Patienten ohne oder mit einer verkleinerten Schilddrüse nicht häufig Erfolg mit einer reinen Monotherapie erfahren, da die anderen Schilddrüsenhormone in den gängigen Präparaten fehlen.

Wichtige Nahrungsergänzungsmittel und Antioxidantien schaffen Abhilfe

Wegen der schlechten Nahrungsmittelaufnahme, welche bei Hashimoto-Patienten nicht unüblich ist, können gewisse Mangelerscheinungen auftreten und dadurch schwerwiegende Probleme und Symptome hervorrufen. Neben einer ausgewogenen Ernährung sollten Sie bei einer Diagnose von Hashimoto-Thyreoiditis auch die Makronährstoffe in Ihrem Blut bestimmen. Sind diese nicht im normalen Bereich, sollten Sie auf Nahrungsergänzungsmittel zurückgreifen, welche Sie bei dem Verlauf Ihrer Krankheit positiv unterstützen werden. Verschiedene Krankheiten, wie auch Hashimoto-Thyreoiditis, werden durch freie Radikale verursacht oder dadurch negativ beeinflusst. Achten Sie aus diesem Grund auf eine bewusste Zufuhr von Antioxidantien. Diese werden Ihnen dabei helfen, Ihren Krankheitsverlauf positiv zu beeinflussen und die entsprechende Therapie effektiver zu machen. Zu den wichtigsten Antioxidantien gehören Vitamin A, C, E, Selen und Zink.

Zink

Zink ist ein sehr wichtiges Spurenelement, welches für die Bildung vieler Hormone von Ihrem Körper benötigt wird und greift in den Zucker-, Fett- und Eiweißstoffwechsel ein. Zink hat eine entzündungshemmende Wirkung, steigert Ihre kognitive Leistungsfähigkeit und kann den Autoimmunprozess bei der Hashimoto-Thyreoiditis lindern. Auch Ihre Darmschleimhaut und Bauchspeicheldrüse benötigen eine große Menge Zink, um die Verdauung und die damit verbundenen Entgiftungsprozesse gewährleisten zu können. Das im Zink enthaltene Orotat oder auch Picolinat genannt, hat eine hohe Bioverfügbarkeit und kann somit besonders gut von Ihrem Körper aufgenommen werden.

Selen

Für die Umwandlung des fT4 in das aktive fT3 ist das Spurenelement Selen verantwortlich. Nachweislich senkt es die Antikörper bei einer Autoimmunkrankheit und lindert somit den Entzündungsprozess. Aus diesem Grund sollten Sie bei einem akuten Hashimoto-Thyreoiditis-Schub zu diesem Mittel greifen.

Selen liegt im Schilddrüsengewebe in einer recht hohen Konzentration vor und dient als Baustein der Dejodasen, welche das Thyroxin in Triiodthyronin umwandeln.
Liegt bei Ihren ein Selen-Mangel vor, kann eine Schilddrüsenunterfunktion entstehen oder eine bereits Bestehende verschlimmern. Versuchen Sie aus diesem Grund immer, Ihrem Selenmangel entgegenzuwirken entweder als Ergänzung zur Schilddrüsenhormonabgabe oder als Alternative zu der Therapie mit Schilddrüsenhormonen.

Vitamin D3

Bei vielen Hashimoto-Thyreoiditis Patienten wird ein D3-Mangel festgestellt. D3 wird fast ausschließlich mittels Sonnenlichts über die Haut produziert und es entsteht ein Mangel, wenn Sie zu wenig Zeit in der Sonne bzw. im freien Tageslicht verbringen. Typische Symptome für einen D3-Mangel sind Müdigkeit und Leistungsabfall. Diese Symptome überschneiden sich mit den klassischen Hashimoto-Thyreoiditis-Symptomen.
Bei einem niedrigen D3-Wert in Ihrem Blut, sollten Sie regelmäßig D3 in Form von Tabletten zu sich nehmen.

Eisen

Maßgeblich an der Produktion von Schilddrüsenhormonen ist das Eisen beteiligt. Bei einem zu niedrigen Eisenwert im Blut kann es vorkommen, dass die freien Schilddrüsenwerte abfallen und die Schilddrüsenhormondosis aus diesem Grund fälschlicherweise gesteigert wird. Lassen Sie aus diesem Grund regelmäßig Ihren Eisenwert überprüfen, um einer falschen Dosierung vorzubeugen. Reine pflanzliche Präparate sind sinnvoll, da diese deutlich besser verträglich sind, als die kostengünstigen synthetischen Varianten.

Magnesium

Auch das Magnesium ist eines der wichtigsten, intrazellulären Elemente, welches auch bei dem komplexen Prozess der Hormonherstellung beteiligt ist. Leiden Sie an Hashimoto-Thyreoiditis, kann es Ihnen unter anderem bei starken Muskelverspannungen und Ein- und Durchschlafproblemen helfen. Es wirkt außerdem gut als Beruhigungsmittel und wird gut vom Körper vertragen.

Vitamin B6 und B12 Komplex

Bei Hashimoto-Thyreoiditis-Patienten sind meistens die B-Vitamine erniedrigt. Durch eine schlechte Resorption im Darm sollten diese zusätzlich von außen hinzugeführt werden. Leiden Sie an Müdigkeit, Konzentrationsschwäche, Schwindel oder Ähnlichem, sollten Sie den Holo-TC in Ihrem Blut bestimmen lassen und gegebenenfalls ein geeignetes Präparat zu sich nehmen. Ein gutes Medikament enthält außerdem noch die Vitamine B1, B2, Niacin, Folsäure, Biotin, Pantothensäure (B5), Inositol und Cholin.

Vitamin C

Das wirkungsvolle Antioxidans Vitamin C wird sich sehr positive auf den Autoimmunprozess aus. In nahezu jeder Zelle Ihres Immunsystems, welche letztendlich Ihr gesamtes Abwehrsystem ausmachen, befindet sich das Vitamin C. Sogar bei CFS, Borreliose und in einigen Krebs-Therapien wird es in höheren Dosierungen eingesetzt. Gerät Ihr Körper in Stress, steigt Ihr Vitamin C-Bedarf rapide an. Bei einem Präparat sollten Sie darauf achten, dass das Vitamin C nicht nur Ascorbinsäure enthält, sondern auch Bioflavonoide. In dieser

Kombination ist eine gute Versorgung Ihres Körpers möglich.

Vitamin E

Das wichtigste, fettlösliche Antioxidans ist das Vitamin E. Dieses beschützt Fette vor dem Angriff freier Radikale und kann daher ihre Oxidation verhindert. Diese Eigenschaften machen einen Einsatz bei Hashimoto-Thyreoiditis-Patienten sehr sinnvoll und sollte von daher in Betracht gezogen werden.

Da Hashimoto-Thyreoiditis meist mit Darmbeschwerden einhergeht und die optimale Nahrungsaufnahme über den Darm nicht mehr ausreichend abläuft, sollten Sie bei dieser Schilddrüsenerkrankung sehr genau auf Ihren Nährstoffhaushalt achten. Nehmen Sie zusätzliche Nahrungsergänzungen zu sich.

So gehen Sie mit Hashimoto-Thyreoiditis im Alltag um

Bei Ihnen wurde Hashimoto-Thyreoiditis festgestellt und so kann die Krankheit je nach Schweregrad und Krankheitsverlauf sowohl für Sie als auch für Ihre Familie und Freunde eine Belastung sein. Wenn Sie von der Stoffwechselerkrankung betroffen sind, empfinden Sie womöglich das Bedürfnis, sich häufiger zurückzuziehen und sich auszuruhen – Ihre Belastungsgrenze sinkt demnach täglich. Alltägliche Abläufe können bereits sehr anstrengend für Sie sein und Sie fühlen sich bereits nach kurzer Zeit gestresst und sind sogar überfordert. Häufig versuchen Sie vielleicht Ihre Krankheit zu überspielen und Ihren Alltag mit aller Kraft aufrecht zu erhalten, jedoch versetzt Sie das noch mehr unter Druck und könnte Ihr Krankheitsbild womöglich verschlimmern und oft sorgt das bei Ihrem unwissenden Umfeld für Unverständnis.

Diese Abkapselung von der Gesellschaft können Ihre Beziehungen zerstören und in Ihnen

Einsamkeit, Panikattacken und Depressionen auslösen.

Sind Sie vielleicht ein Familienmitglied einer betroffenen Person, können Sie mit viel Geduld und Zuspruch am besten helfen. Nehmen Sie sich die Zeit und reden Sie mit der Person über ihre Ängste und Sorgen, auch wenn diese für Sie vielleicht nicht groß erscheinen. Hören Sie aufmerksam zu und zeigen Sie Verständnis für die Situation Ihres Familienmitglieds. Besprechen Sie gemeinsam die möglichen Perspektiven und nächsten Schritte auf dem Weg zur Besserung der Symptome.

Als Partner können Sie durch die Diagnose Hashimoto-Thyreoiditis sehr stark belastet werden. Die Erkrankung verändert die betroffene Person häufig psychisch und körperlich. Als verständnisvoller Partner können Sie eine große Entlastung sein und Ihren Lebensgefährten in jeder Hinsicht unterstützen.

Wenn Sie selbst von Hashimoto betroffen sind, sollten Sie sich nicht zu viel Stress aussetzen. Nehmen Sie sich bewusst Zeit für Erholungsphasen, in denen Sie Ihren Körper und Geist zur Ruhe kommen lassen. Eine goldene Mitte zwischen

Belastung und Ruhe ist in Ihrer Situation sehr wichtig. Je nach Ihrer individuellen Belastungsgrenze, kann es im Laufe Ihrer Krankheit immer wieder zu Situationen kommen, in denen die Beschwerden stärker werden können. Dazu gehören zum Beispiel Depressionen, Reizbarkeit, Antriebsschwäche, Panik, sowie Überforderung und Erschöpfung. Versuchen Sie zum Stressabbau Strategien wie Meditation, Atementspannung- und Muskelentspannungsübungen, autogenes Training, eine Fußreflexzonenmassage oder aber auch Yoga. Finden Sie das, was Ihnen am besten hilft Ihren Stress abzubauen und greifen Sie, wann immer Sie es brauchen, zu diesen Methoden zurück.

Die richtige Ernährung und Abnehmen mit der Hashimoto-Thyreoiditis

Ihre Schilddrüse ist für fast all Ihre Körpervorgänge verantwortlich und spielt somit eine sehr wichtige Rolle in Ihrem Leben. Sie steuert neben der Geschwindigkeit des Stoffwechsels auch die Regulierung Ihres Hormonhaushalts und sorgt dafür, dass Ihre Körpertemperatur richtig und stabil bleibt.

Liegt bei Ihnen eine Schilddrüsenerkrankung vor - so wie es bei einer Hashimoto-Thyreoiditis ist – gerät Ihr ganzes Körpersystem aus der Balance und unterschiedliche Symptome, wie etwa Haarausfall, trockene Haut, Verstopfung und Übergewicht, können mit einer hohen Wahrscheinlichkeit auftreten. Auch eine erhöhte Kälteempfindlichkeit, Depressionen, Stimmungsschwankungen, Schweißausbrüche, Schwäche und Müdigkeit sind gravierende Symptome, welche Ihre Lebensqualität spürbar negativ beeinflussen können.

Da die Ernährung wissenschaftlich bewiesen einen positiven Effekt auf den Verlauf Ihrer Krankheit haben können, liegen mittlerweile viele passende Ernährungsformen vor, welche Ihnen dabei helfen können Ihre Schilddrüsenfehlfunktion zu überwinden oder sogar stoppen u können. Mittlerweile ist es demnach möglich, die Hashimoto-Thyreoiditis sogar als heilbar zu bezeichnen.

Bislang gibt es keine allgemeingültige Ernährungsform, welche jedem Hashimoto-Thyreoiditis-Patienten gleichermaßen helfen kann. Wie auch bei anderen Therapien gilt auch hier, eine individuell richtige Ernährung zu finden. Bei einigen Patienten wirkt sich Gluten negativ auf die Erkrankung aus, während andere bereits bei dem Verzehr von jedem Getreide bereits verstärkte Beschwerden verführen. Wiederum andere vertragen kein Milcheiweiß oder aber Lebensmittel mit einem hohen glykämischen Index verschlimmern das Krankheitsbild. Durch Ausprobieren können Sie selber leicht feststellen, welche Ernährung sich für Sie am besten eignet um Ihre Symptome zu lindern und der Krankheit entgegenzuwirken und welche Lebensmittel bei Ihnen eher das Umgekehrte bewirken.

Grundsätzlich können Sie zu Beginn folgende Tipps für eine richtige Ernährung in Betracht ziehen, da diese aus verschiedenen Erfahrungsberichten von Hashimoto-Thyreoiditis-Patienten zusammengetragen wurden. Bei diesen Lebensmitteln handelt es sich oftmals um Nahrung, welche von Schilddrüsenpatienten oftmals zu Beschwerden geführt haben. Nichtsdestotrotz sollten Sie die optimale Ernährung für Sie durch vorsichtiges Ausprobieren herausfinden und die Lebensmittel zu sich nehmen, welche Ihnen guttun.

1. Weizenfreie Ernährung

Durch eine weizenfreie Ernährung können Sie – wenn Sie unter Hashimoto-Thyreoiditis – Ihre Beschwerden deutlich verringern. Da Weizen heutzutage fast überall enthalten ist, sollten Sie demnach vor allem auf Brot, Brötchen, Croissants, Toast, Nudeln, Kuchen, Keksen, Pizza und ähnlichem verzichten. Eine große Rolle bei diesem Verzicht spielt das Klebereiweiß Gluten und die mit der Hashimoto-Thyreoiditis einhergehende Glutenunverträglichkeit. Diese Unverträglichkeit wird nicht unbedingt für den Rest Ihres Lebens vorhanden sein, jedoch sollten Sie insbesondere zu Beginn versuchen, auf solche Produkte zu verzichten.

Als Alternative zu dem herkömmlichen Getreide, können Sie durchaus bekömmlicheres Getreide zu sich nehmen. Dazu gehören zum Beispiel Mais, Reis, Amarant und Buchweizen. Ist Ihre Glutenunverträglichkeit überwunden, können Sie auch wieder Getreide mit Gluten essen.

2. Laktose freie Ernährung

Bestimmte Allergien, Unverträglichkeiten und Hautprobleme lassen sich durchaus durch eine konsequente Ernährungsweise mindern oder sogar ganz heilen.

Insbesondere bei der Hashimoto-Thyreoiditis können Sie bei einer Laktose freien Ernährung sofortige Erleichterung verspüren. Milch und Milchprodukte wie Käse, Quark, Joghurt, Sahne und Kaffeesahne sollten Sie so gut wie möglich aus Ihrer Ernährung weglassen. Mittlerweile gibt es viele Laktose freie Pendants zu den heißbegehrten herkömmlichen Milchprodukten, die sogar genauso gut schmecken wie Produkte mit dem Milchzucker.

3. Verhindern Sie Heißhunger

Als Patient einer Hashimoto-Thyreoiditis kennen Sie wahrscheinlich die Heißhunger-Attacken auf Kuchen, Schokolade, Trockenfrüchte und süßes Obst. Geben Sie diesem Heißhunger einmal nach, erfahren Sie nur für eine kurze Zeit Erleichterung. Einige Zeit später rutscht Ihr Blutzuckerspiegel wieder rapide in den Keller und es dauert nicht lange, bis sich die nächste Heißhunger-Attacke einstellt. Dieser Teufelskreis ist eine der Ursachen für die Hashimoto-Thyreoiditis. Um Ihren Heißhunger entgegenzuwirken sollten Sie weniger Zucker und dafür etwas mehr Fett essen. Sie werden sofort den Effekt verspüren, weniger Heißhunger empfinden und sogar leichter abnehmen. Am besten klappt das mit Kokosfett. Denn dieses hochwertige Fett kurbelt sogar Ihre Fettverbrennung an und liefert Ihnen Energie. Achten Sie beim Kauf von Kokosöl vor allem auf beste Qualität.

4. Essen Sie morgens warm

Starten Sie Ihren Tag immer mit einem warmen Frühstück. Einen Teller warme Suppe bringt Ruhe in Ihr Immunsystem und sorgt dafür, dass Sie sich in kürzester Zeit wohl in Ihrem Körper fühlen.

5. Keine Nachtschattengewächse

Wenn Sie an Hashimoto-Thyreoiditis leiden, sollten Sie größtenteils auf Nachtschattengewächse wie Kartoffeln, Tomaten, Paprika und Aubergine verzichten. Kartoffeln beispielsweise treiben Ihren Blutzucker hoch und Tomaten tragen offensichtlich zu Entzündungen bei. Ein stabiler und niedriger Blutzucker und entzündungshemmende Lebensmittel sind das, was Sie bei einer Hashimoto-Thyreoiditis genau beachten sollten.

Wenn Sie nicht sicher sind, wie genau Sie bei dieser Schilddrüsenerkrankung kochen sollen und welche Lebensmittel Ihnen guttun und welche nicht, finden Sie im nachfolgenden Kapitel leckere Rezepte, welche Sie ganz einfach bei Ihnen zuhause nachkochen können. Sie müssen trotz Hashimoto-Thyreoiditis nicht auf Genuss verzichten und können - durch die Zubereitung der schmackhaften Gerichte - Ihr Krankheitsbild positiv beeinflussen und wenn Sie möchten, sogar abnehmen.

Schwingen Sie den Kochlöffel und kochen Sie sich in ein gesünderes und beschwerdefreieres Leben!

Rezepte mit Nährwertangaben

Erfrischender Smoothie mit Kiwi und Papaya

Nährwertangaben pro Portion:

kcal:	375
Kohlenhydrate:	33 g
Fett:	13 g
Eiweiß:	13 g
Ballaststoffe:	9 g

Zutaten (für zwei Portionen):
1 Stück Kiwi
250 g Papaya
70 g Spinat
1 Stück Dattel
2 EL Himbeeren
1 EL Hanfsamen
1 EL Kokos-Chips
300 ml Kefir (1,5% Fett)
3 EL Quinoasamen

Zubereitung:

1
Die Papaya der Länge nach durchschneiden und mit einem Löffel die Kerne und Fasern herauslösen. Die Schale der Papaya vorsichtig abschälen und dreiviertel des Fruchtfleisches in Stücke schneiden (den Rest in dünne Scheiben zum Garnieren). Die Kiwi abschälen, ein paar dünne Scheiben zum Garnieren lassen, den Rest grob schneiden. Den Kern aus der Dattel lösen. Den Spinat gründlich waschen, abtupfen und die Blätter von den Stielen entfernen.

2
Nun Papaya, Kiwi, Dattel, Spinat zusammen mit dem Kefir und den Quinoaflocken in einem Standmixer oder in einer hohen Schüssel mit dem Stabmixer fein pürieren. Die Hanfsamen mit einem Messer leicht zerdrücken oder in einem Mörser leicht zerstoßen.

3
Die Smoothie-Flüssigkeit auf zwei große Gläser oder Schalen verteilen und mit Papaya, Kiwi, Himbeeren, Hanfsamen und Kokos-Chips garnieren. Dazu einen Löffel reichen.

Gurken-Smoothie mit würzigem Kick

Nährwertangaben pro Portion:

kcal:	271
Kohlenhydrate:	38,9 g
Fett:	11 g
Eiweiß:	4 g
Ballaststoffe:	8 g

Zutaten (für zwei Portionen):
1 Stück Gurke
2 Stück saure Äpfel
3 Blätter Romanasalat
3 Blätter Feldsalat
1 Stück Ingwer (ca. 5 cm)
2 EL Leinöl
Wasser nach Belieben

Zubereitung:

1
Wenn Sie Biogemüse verwenden, brauchen Sie die Äpfel und die Gurke nicht schälen, sondern nur gründlich waschen. Die Gurke in grobe Stücke schneiden und die Äpfel entkernen und ebenfalls in grobe Stücke schneiden. Den Salat gründlich waschen. Ingwer schneiden und fein hacken.

2
Alle Zutaten in einen Standmixer geben oder in einem hohen Gefäß mit einem Stabmixer zusammen mit der gewünschten Wassermenge fein pürieren.

Himbeer-Melone-Smoothie

Nährwertangaben pro Portion:

kcal:	215
Kohlenhydrate:	19 g
Fett:	10 g
Eiweiß:	8 g
Ballaststoffe:	8,5 g

Zutaten (für zwei Portionen)
250 g Himbeeren (am besten frisch, ansonsten tiefgekühlt)
250 g Wassermelonenfleisch
200 ml Haferdrink
2 TL Ahornsirup
1 EL Mandelmus
1 Prise Zimt

Zubereitung:

1
Die frischen Himbeeren waschen, bzw. die tiefgekühlten Himbeeren auftauen lassen. Die Wassermelone grob in Stücke schneiden und die Kerne und Schale entfernen.

2
Alle Zutaten in einen Standmixer geben oder in einem hohen Gefäß mit einem Stabmixer zusammen mit der gewünschten Wassermenge fein pürieren.

Kakao Mix aus Cashew-Nüssen

Nährwertangaben pro Portion:

kcal:	565
Kohlenhydrate:	37 g
Fett:	35 g
Eiweiß:	19 g
Ballaststoffe:	7,5 g

Zutaten (für zwei Portionen):

ca. 90 g Cashew-Nüsse
1 EL Kakao, ungesüßt
200 ml Wasser
1 Stück getrocknete Feige
1 Prise Kardamompulver
1 Prise Zimtpulver

Zubereitung:

1
Am Abend vorher, die Cashew-Nüsse in einer Schüssel in Wasser einweichen lassen (für mindestens 10 Stunden).

2
Die Cashew-Nüsse abgießen und einmal kurz abwaschen. Alle Zutaten in einen Standmixer geben oder in einem hohen Gefäß mit einem Stabmixer zusammen mit der gewünschten Wassermenge fein pürieren.

Gefüllte Avocados

Nährwertangaben pro Portion:

kcal:	255
Kohlenhydrate:	9,5 g
Fett:	21 g
Eiweiß:	6,5 g
Ballaststoffe:	6,5 g

Zutaten (für zwei Portionen):

1 Stück Avocado
1 Stück Tomate
2 EL Basilikum frisch
1 EL fein gehackte Zwiebeln
1 Messerspitze fein gehackten Knoblauch
2 EL Balsamico-Essig
1 TL Pinienkerne
Parmesankäse
Salz und Pfeffer nach Geschmack

Zubereitung:

1
Die reife Avocado in der Länge durchschneiden und den Kern aus der einen Hälfte heraustrennen. Beide Avocado-Hälften nach Geschmack mit Salz und Pfeffer würzen.

2
In einer heißen Pfanne ohne Öl die Pinienkerne ganz kurz anrösten, bis sie eine leicht goldbräunliche Farbe angenommen haben. Dann die Kerne aus der heißen Pfanne nehmen uns auskühlen lassen.

3
Die Tomate gründlich waschen, vierteln, den Stiel entfernen und dann in kleine Würfel schneiden. Nun die Tomatenwürfel zusammen mit den fein gehackten Zwiebel- und Knoblauchstücken wie auch dem fein gehackten Basilikum und dem Balsamico-Essig gut vermengen.

4
Die Tomatenmischung nun in den Avocado-Hälften anrichten und mit Pinienkernen und Parmesankäse bestreuen.

Bunte Gemüsepfanne mit Fleischbeilage

Nährwertangaben pro Portion:

kcal:	504
Kohlenhydrate:	27 g
Fett:	24 g
Eiweiß:	34 g
Ballaststoffe:	17 g

Zutaten (für zwei Portionen):
2 Stück Möhren
2 große Paprika (gelb und rot)
1 Stange Lauch
1 Stück Zucchini
2 TL Thymian getrocknet
2 EL Rapsöl
3 EL Weißwein-Essig
180 g Putenbrust geräuchert
Salz und Pfeffer nach Geschmack

Zubereitung:

1
Möhren und Zucchini gründlich waschen, schälen und in feine Streifen schneiden. Den Lauch gründlich waschen und in dünne Ringe schneiden. Die Paprika gründlich waschen, entkernen und in grobe Streifen schneiden.

2
Das Rapsöl in einer Pfanne erhitzen und den Thymian bei geringer Hitze für 1-2 Minuten anschwitzen. Nun das Gemüse hinzugeben. Ganz kurz anbraten lassen und dann ein wenig Wasser (3-4 EL) hinzufügen, damit das Gemüse für ca. 5 Minuten dünsten kann. Nun die Mischung mit dem Weißwein-Essig ablöschen, die Pfanne vom Herd nehmen und nach Geschmack mit Salz und Pfeffer würzen.

3
Die geräucherten Putenbrustscheiben in große Streifen schneiden und mit dem Gemüse vermischen. Das Ganze nun auf einem Teller anrichten und sofort servieren.

Leckere Gemüsemischung

Nährwertangaben pro Portion:

kcal:	175
Kohlenhydrate:	18 g
Fett:	7,5 g
Eiweiß:	9,5 g
Ballaststoffe:	9,5 g

Zutaten (für zwei Portionen):
2 große Paprika (rot und gelb)
200 g Champignons
100 g Möhren
1 Stück große Zwiebel
2 Zehen Knoblauch
200 g grüne Bohnen
2 TL Rapsöl
100 g Saure Sahne
250 ml Gemüsebrühe
frische Petersilie

Zubereitung:

1
Das ganze Gemüse putzen und gründlich waschen. Die Paprika entkernen und in feine Streifen schneiden. Möhren schälen und in dünne Scheiben schneiden. Champignons ebenfalls in Scheiben schneiden. Bohnen halbieren oder dritteln. Die Zwiebel und den Knoblauch schälen und fein hacken.

2
Das Rapsöl in einer großen Pfanne erhitzen und dann Zwiebeln, Knoblauch, Bohnen und Möhren bei geringer Hitze darin anschwitzen. Nun die Champignons und Paprika hinzugeben und die Gemüsemischung unter ständigem Umrühren für ca. 10 Minuten dünsten lassen. Bei Bedarf ein wenig Wasser hinzugeben, damit das Gemüse nicht anbrennt.

3
Die Petersilie gründlich waschen, abtrocknen, vom Stängel abzupfen, fein hacken und zum Gemüse dazugeben. Das Gemüse mit der Gemüsebrühe aufgießen und die Saure Sahne unterrühren. Nach Geschmack mit Salz und Pfeffer würzen.

Asiatisches Curry mit Pute und buntem Gemüse

Nährwertangaben pro Portion:

kcal:	280
Kohlenhydrate:	16 g
Fett:	10 g
Eiweiß:	35 g
Ballaststoffe:	4 g

Zutaten (für vier Portionen):
1 Stück Zucchini
2 Stück Paprika (rot und grün)
1 Bund Lauchzwiebeln
4 Stück Möhren
1 Zehe Knoblauch
30 g Ingwer frisch
1/4 bis 1/2 Chilischote
500 g Putenbrustfilet
4 TL Currypulver
2 TL Kokosfett
1 EL Wasser
250 ml Kokosmilch
Salz und Pfeffer

Zubereitung:

1
Das Gemüse gründlich waschen, gegebenenfalls schälen und in mundgerechte Würfel, Ringe oder Scheiben schneiden. Knoblauch schälen und zusammen mit der Chilischote (Menge je nach gewünschter Schärfe) fein hacken. Den Ingwer schälen und sehr fein hacken oder mit einer Reibe fein raspeln. Die Petersilie gründlich waschen, abtrocknen, vom Stängel abzupfen und fein hacken. Das Fleisch mit kaltem Wasser abwaschen, abtrocknen und in mundgerechte Streifen schneiden.

2
Die Hälfte vom Kokosfett in einer großen Pfanne erhitzen und das Putenbrustfilet darin anbraten, bis es eine goldbraune Farbe angenommen hat. Nun Ingwer, Chili, Lauchringe und Knoblauch hinzugeben und bei geringerer Hitze mitbraten lassen. Die Hälfte vom Currypulver und ein wenig Salz hinzugeben und gut vermischen. Nun alles aus der Pfanne nehmen und in einer Schüssel zur Seite stellen.

3
In der gleichen Pfanne das restliche Kokosfett erhitzen und nun das Gemüse (Möhren, Zucchini und Paprika) darin kurz anschwitzen. Ein wenig Wasser hinzugeben und das Gemüse bei geringer Hitze für ca. 5-10 Minuten dünsten lassen. Nach Geschmack mit Salz und Pfeffer würzen.

4
Das angebratene Fleisch nun zum Gemüse in die Pfanne geben und gut umrühren. Die Kokosmilch einrühren und mit dem restlichen Currypulver und der Petersilie würzen. Das Ganze noch einmal für ca. 5 Minuten bei geringer Hitze köcheln lassen und gegebenenfalls nach Geschmack noch ein mit Salz und Pfeffer nachwürzen.

TIPP:
Das Asiatische Curry schmeckt natürlich gut zu Reis oder Naturreis (in den Nährstoffangaben noch nicht mit eingerechnet).

Herbstliche Kürbissuppe mit Kick

Nährwertangaben pro Portion:

kcal:	225
Kohlenhydrate:	15 g
Fett:	15 g
Eiweiß:	4,5 g
Ballaststoffe:	6,5 g

Zutaten (für zwei Portionen):
1 Stück Hokkaido-Kürbis (ca. 400 g)
2 Stück Zwiebeln
2 Zehen Knoblauch
1 Stück Ingwer frisch
1 EL Rapsöl
1/2 TL Gemüsebrühe
600 ml Wasser
1-2 EL saure Sahne
Currypulver und Pfeffer nach Geschmack

Zubereitung:

1
Den Kürbis gründlich waschen, vierteln und mit einem Löffeln die Fasern und Kerne komplett entfernen. Die Schale nicht entfernen! Den Kürbis in grobe Würfel schneiden. Ingwer schälen und sehr fein hacken oder mit einer Reibe fein raspeln. Knoblauch und Zwiebeln schälen und fein hacken. 600 ml Wasser aufkochen und das Pulver der Gemüsebrühe einrühren.

2
Das Rapsöl in einem großen Topf erwärmen und zunächst die Zwiebeln darin bei mittlerer Hitze anschwitzen. Den Ingwer und Knoblauch hinzugeben und unter Rühren mit anschwitzen lassen. Currypulver nach Geschmack hinzugeben, umrühren und dann den gewürfelten Kürbis hinzugeben. Unter ständigem Rührern den Kürbis bei mittlerer Hitze anbraten lassen, bis er eine leichte Bräune angenommen hat. Nun den Kürbis mit der Gemüsebrühe aufgießen und die Suppe bei geringer Hitze und geschlossenem Deckel für ca. 15 bis 20 Minuten köcheln lassen, bis der Kürbis gar und weich geworden ist.

3

Noch einmal 100 ml Wasser und die saure Sahne hinzugeben und die Suppe mit einem Stabmixer fein pürieren. Mit Pfeffer abschmecken und noch einmal kurz aufkochen lassen.

Räucherlachs-Omelette-Rolle

Nährwertangaben pro Portion:

kcal:	350
Kohlenhydrate:	3,5 g
Fett:	23 g
Eiweiß:	32 g
Ballaststoffe:	1,2 g

Zutaten (für eine Rolle):
4 Stück Eier
250 g Räucherlachs
125 g Spinat (tiefgekühlt)
50 g geraspelter Käse (nicht mehr als 30% Fett i. Tr.)
200 g Kräuterfrischkäse (nicht mehr als 16% Fett)
1 Stück Zitrone
1 TL geriebener Parmesan
Salz und Pfeffer nach Geschmack

Zubereitung:

1
Den Spinat ausreichend auftauen lassen und das Wasser gründlich ausdrücken. Die Eier in einer Schale schaumig schlagen und den Spinat, geraspelten Käsen darunter mischen. Mit Salz und Pfeffer würzen.

2
Backpapier auf einem Backblech ausrollen und mit Parmesan bestreuen. Die Eier-Spinat-Mischung nun vorsichtig auf dem Backblech verteilen und bei 200 °C für ca. 10 Minuten backen. Danach komplett auskühlen lassen und umdrehen.

3
Die Parmesan-Seite sollte nun beim Spinat-Omelette oben sein. Den Frischkäse darauf streichen und den Räucherlachs verteilen. Ein wenig Zitronensaft auf den Lachs träufeln. Nun daraus eine feste Rolle rollen und die Rolle dann in Klarsichtfolie wickeln und gut verschließen. Das Ganze für mindestens fünf Stunden im Kühlschrank gut durchkühlen lassen. Die Rolle vor dem Servieren in dicke Scheiben schneiden.

Linsensuppe Asiatischer Art

Nährwertangaben pro 100 g:	
kj:	167
kcal:	40
Kohlenhydrate:	6,1 g
Fett	1,1 g
Eiweiß:	1,0 g

Zutaten (für vier Portionen):

200 g rote oder gelbe Linsen
1200 ml Gemüsebrühe
2 Stück Möhren
2 Knoblauchzehen
2 Stück Ingwer nach Geschmack
1 Bund Koriander (Alternativ glatte Petersilie)
2 TL Kurkuma
2 TL Currypulver
1/2 TL gemahlener Kreuzkümmel (nach Geschmack etwas weniger)
200 ml Kokosmilch (ohne Süße)

Zubereitung:

1
Möhren gründlich waschen, schälen und in kleine Stücke schneiden. Ingwer und Knoblauch schälen und nur einmal durchschneiden. Koriander oder Petersilie gründlich waschen, abtupfen und die Stiele vom Stängel zupfen, Blätter fein schneiden.

2
Gemüsebrühe in einem hohen Kochtopf aufkochen lassen, Linsen hinzugeben und für ca. 15-20 Minuten bei geringer Hitze köcheln lassen.

3
Das vorbereitete Gemüse (siehe Punkt 1) zur Gemüsebrühe und den Linsen geben. Alles bei geringer Hitze so lange weiter köcheln lassen, bis die Möhren weich bzw. bissfest geworden sind. Den Ingwer und Knoblauch dann wieder entfernen.

4
Die Suppe mit Kokosmilch auffüllen und nach Geschmack mit Kurkuma, Currypulver und Kreuzkümmel würzen. Die Suppe für weitere 4 bis 5 Minuten köcheln lassen.

Tipp

Wer es gerne schärfer mag, kann den Ingwer und Knoblauch auch fein hacken und in der Suppe lassen.

Buntes Ofengemüse nach mediterraner Art

Nährwertangaben pro 100 g:

kj:	2627
kcal:	629
Kohlenhydrate:	7,7 g
Fett	6,5 g
Eiweiß:	1,3 g

Zutaten für vier Portionen:
3 Stück Paprika (grün gelb, rot)
1 Stück Zucchini
1 Stück rote Zwiebel
2 Stück Knoblauchzehen
10 rote Cherrytomaten
1 Zweig frischen Thymian
1 Zweig frischen Rosmarin
1 Zweig frischen Majoran
3 EL Öl
getrockneten Oregano
1/2 TL Salz
1/2 TL Zimt
1/2 TL rosenscharfes Paprikapulver
1/2 TL Zitronenpfeffer
1 Stück Zitrone
1 Prise Cayennepfeffer

Zubereitung:

1
Zucchini gründlich waschen, der Länge nach halbieren und in Scheiben schneiden. Paprika gründlich waschen, halbieren, entkernen und in Würfel schneiden. Knoblauch und Zwiebel schälen und fein hacken. Cherrytomaten gründlich waschen und in Hälften schneiden. Kräuter gründlich waschen, trocken tupfen, Thymian vom Stängel zupfen und zusammen mit dem Majoran fein hacken. Rosmarin waschen aber als Zweig verwenden. Alles zusammen in einer großen Auflaufform gut vermischen.

2
Die Zitrone mit heißem Wasser gründlich waschen, die Hälfte der Schale abreiben und den Saft einer halben Zitrone auspressen. In einer kleinen Schüssel das Öl zusammen mit dem Oregano und 2 EL Wasser gut vermischen. Nun den Zitronensaft und die Schale untermischen. Nach Geschmack mit alle Gewürzen würzen und gut vermengen. Die Marinade nun über das Gemüse geben und alles gut vermischen. Das abgedeckte Gemüse im Kühlschrank für mindestens eine Stunde ziehen lassen.

3
Backofen bei 180 °C vorheizen. Das marinierte Gemüse im Backofen bei gleicher Temperatur auf mittlerer Schiene für ca. 30 bis 35 Minuten garen lassen. Eventuell am Ende mit Salz und Pfeffer nach Geschmack würzen.

Tipp:
Schmeckt beim Fasten sehr gut als Hauptgericht, lässt sich aber auch als Beilage zu Fleisch genießen.

Gefüllte Zucchini

Nährwertangaben pro 100 g:	
kj:	263
kcal:	63
Kohlenhydrate:	4,5 g
Fett	4,1 g
Eiweiß:	2,2 g

Zutaten für vier Portionen:

2 Stück Zucchini
4 Stück frische Tomaten
200 g tiefgekühlten Spinat
1 Stück grüne Paprika
1 Stück Knoblauchzehe
2 TL Sesam Saat
1 Stück getrocknete Tomate
Tomatenmark
2 Olivenöl
Salz, Pfeffer, Muskat nach Geschmack

Zubereitung

1
Spinat auftauen lassen. Zucchini gründlich waschen, Enden abschneiden. Dann die Zucchini einmal längs und einmal quer in der Mitte durchschneiden, so dass vier gleiche Teile entstehen. Diese vorsichtig mit einem Löffel entkernen und das Fruchtfleisch grob schneiden. Knoblauch schälen und fein hacken. Frische Tomaten und die Paprika gründlich waschen und in kleine Würfel schneiden. Die getrocknete Tomate sehr fein schneiden. Den Backofen auf 100 °C vorheizen.

2
Wasser in einem hohen Topf zum Kochen bringen und die Zucchinistücke darin für ca. 5 Minuten garen lassen. Dann die Zucchinistücke in einer Auflaufform im Ofen warm halten.

3
Olivenöl in einer Bratpfanne erhitzen und das Gemüse (Spinat, Paprika, Tomaten und die Hälfte vom Knoblauch) darin kurz anschwitzen lassen. Mit Salz, Sesam Saat und Tomatenmark würzen und gut vermengen.

4
Die andere Hälfte vom Knoblauch mit dem Fruchtfleisch der Zucchini vermischen und in einem Topf zusammen mit etwas Wasser zum Kochen bringen. Mit Salz, Pfeffer und Muskat nach Geschmack würzen und für ca. 4 bis 5 Minuten köcheln lassen. Nun das Fruchtfleisch abgießen, das Wasser aber auffangen. Das Fruchtfleisch wird nun püriert. Nur langsam und nach und nach das aufgefangene Wasser hinzugeben, bis die gewünschte Konsistenz einer Sauce erreicht worden ist.

5
Die warm gehaltenen Zucchini-Schiffchen aus dem Ofen nehmen und auf einem Teller anrichten. Die Zucchini mit dem angeschwitzten Gemüse befüllen und die Sauce darüber träufeln.

Tipp:
Schmeckt beim Fasten sehr gut als Hauptgericht, lässt sich aber auch als Beilage zu Fleisch genießen.

Erfrischende Minestrone

Nährwertangaben pro 100 g:

kj:	100
kcal:	23
Kohlenhydrate:	1,6 g
Fett	1,6 g
Eiweiß:	0,5 g

Zutaten für vier Portionen:
1 Stück Zucchini
1 Stück Kohlrabi
2 Stück Möhren
3 Stück Tomaten
4 Stück Kartoffeln
1 Stück Zwiebel
200 g Bohnen
200 g Zuckerschoten
1500 ml Gemüsebrühe
100 g Suppennudeln
1 TL getrockneter Salbei
1 TL getrockneter Oregano
Olivenöl
Butter
Salz, Pfeffer, Muskat nach Geschmack
Parmesan

Zubereitung:

1
Kohlrabi waschen und würfeln. Zucchini gründlich waschen und fein würfeln. Tomaten gründlich waschen, entkernen und würfeln. Kartoffeln waschen, schälen und in kleine Würfel schneiden. Zwiebeln fein hacken und Knoblauch nur halbieren. Bohnen und Zuckerschoten waschen und die Enden abschneiden, in kleine Stücke schneiden. Gemüsebrühe in einem großen Kochtopf erhitzen.

2
In einem anderen Topf ein wenig Butter und Olivenöl erhitzen und als Erstes Knoblauch und Zwiebel leicht anschwitzen lassen. Das gesamte Gemüse hinzugeben und unter Rühren ebenfalls anschwitzen lassen. Mit der heißen Gemüsebrühe aufgießen.

3
Die Suppennudeln hinzugeben und die Suppe für weitere 15 Minuten köcheln lassen.

Hackfleischauflauf mit Gemüse

Nährwertangaben pro Portion:

kcal:	517
Kohlenhydrate:	26,1 g
Fett	24,0 g
Eiweiß:	47,8 g

Zutaten:
650 g Hackfleisch
450 g passierte Tomaten
450 g Möhren
400 g Kohlrabi
140 g Goudakäse
50 g Sahne
3 TL Olivenöl
Salz und Pfeffer nach Geschmack

Zubereitung:

1
Den Ofen bei Umluft auf 180 °C vorheizen. Möhren und Kohlrabi waschen, schälen und in kleine Würfel schneiden. Wasser in einem Kochtopf zum Kochen bringen und das Gemüse für ca. 6 bis 8 Minuten kochen.

2
Zwiebeln schälen und fein hacken. Olivenöl in einer Pfanne erhitzen und die Zwiebeln kurz anschwitzen. Dann das Hackfleisch hinzu geben und anbraten. Wenn das Hackfleisch gar ist, die passierten Tomaten wie auch die Sahne hinzugeben und alles gut umrühren. Mit Salz und Pfeffer nach Geschmack würzen und die Mischung ein wenig köcheln lassen.

3
Möhren und Kohlrabi zusammen mit dem Hackfleisch in einer Auflaufform gut vermengen und den Goudakäse darüber reiben. Den Auflauf bei ca. 175 °C für 15 bis 20 Minuten backen bis der Käse oben goldbraun gefärbt ist.

Bunt gemischter Buddha Bowl

Nährwertangaben pro Portion:

kcal:	398
Kohlenhydrate:	29,5g
Fett	17,0 g
Eiweiß:	26,9 g

Zutaten für vier Portionen:
200 g Katenschinken
140 g Bulgur
200 g Fetakäse
200 g Salat
300 g Cherrytomaten
8 TL Olivenöl
80 g Apfelessig

Zubereitung:

1
Bulgur wie auf der Packung beschrieben zubereiten und mit der entsprechenden Menge kochendem Wasser übergießen und dann auskühlen lassen.

2
Salat und Cherrytomaten gründlich waschen. Katenschinken und Fetakäse in kleine Würfel schneiden. Olivenöl und Apfelessig in einer kleinen Schale vermengen.

3
Nun die Zutaten alle nebeneinander in einer Schale anrichten und das Dressing darüber träufeln. Vor dem Essen wird alles miteinander vermischt.

Beerenschmaus

Nährwertangaben pro Portion:

kcal:	325
Kohlenhydrate:	18 g
Fett:	21 g
Eiweiß:	8,5 g
Ballaststoffe:	8,5 g

Zutaten (für acht Portionen)
Für den Belag:
350 g Blaubeeren (am besten frisch, ansonsten tiefgekühlt)
350 g Brombeeren (am besten frisch, ansonsten tiefgekühlt)
1 Handvoll Basilikum
2 EL Ahornsirup
150 ml Kokosmilch
1 TL Limettensaft
1 EL Kartoffelmehl
1 TL Agar-Agar

Für den Kuchenboden:
170 g Mandeln
10 Datteln
50 g Sonnenblumenkerne
50 g Haselnüsse

3 EL Kokosfett
1/2 TL Meersalz

Zubereitung:

1
Wenn man einen Hochleistungsmixer hat, kann man die Nüsse ganz lassen. Sollte man einen Pürierstab oder eine Küchenmaschine nutzen, ist es ratsam die Nüsse zumindest grob zu hacken, bevor man sie mit dem Mixer bearbeitet.

2
Die Datteln der Länge nach einschneiden, die Kerne entfernen, Datteln grob hacken und dann in einer Schüssel mit Wasser für ca. eine halbe Stunde einweichen lassen.

3
Eine Pfanne auf dem Herd erhitzen und die Haselnüsse, Mandeln und Sonnenblumenkerne darin kurz anrösten, bis sie eine goldbraune Farbe angenommen haben. Danach auf einen Teller umfüllen und komplett abkühlen lassen.

4
Die gerösteten Nüsse nun in einem Mixer fein

mahlen (gegebenenfalls vorher grob hacken). Die eingeweichten Datteln abgießen und das Wasser auffangen. Nun Datteln, Kokosfett und Salz zu den gemahlenen Nüssen in den Mixer geben und alles zu einem klebrigen Kuchenrührteig vermengen. Bei Bedarf ein wenig vom Abtropfwasser hinzugeben.

5
Eine Kuchenspringform leicht einfetten, die Teigmasse hineinfüllen und zu allen Seiten andrücken, so dass auch ein ca. 2 cm hoher Rand entsteht. Den Boden nun in den Kühlschrank stellen.

6
Die frischen Beeren waschen, bzw. die tiefgekühlten Beeren auftauen lassen. Je ca. 50 g Beeren zum Garnieren übrig lassen. Basilikum gründlich waschen, abtrocknen, die Blätter von den Stielen abzupfen und die schönsten Blätter zum Garnieren beiseitelegen. Beeren und Basilikum zusammen in einem Standmixer oder in einem hohen Gefäß mit einem Stabmixer fein pürieren. Ein feines Sieb über einen großen Kochtopf legen und das Beerenpüree durch das Sieb passieren, damit die Kerne übrig bleiben.

7
Zum passierten Beerenpüree Limettensaft, Ahornsirup und Kokosmilch geben und alles gut verrühren. Um die Masse zu binden, das Kartoffelmehl und Agar-Agar hinzugeben.

8
Die Beerenmischung im Kochtopf auf dem Herd unter konstantem Rühren kurz zum Kochen bringen, dann in eine Schüssel umfüllen und komplett auskühlen lassen. Ab und zu umrühren.

9
Nun die Beerenmasse in auf den Kuchenboden füllen und den leckeren Beerenschmaus noch einmal mindestens für 5 Stunden im Kühlschrank durchkühlen lassen.

10
Erst kurz vor dem Servieren die Leckerei mit den übrigen Beeren und Basilikumblättern verzieren.

Nuss-Brownies

Nährwertangaben pro Portion:

kcal:	439
Kohlenhydrate:	28 g
Fett:	28 g
Eiweiß:	10 g
Ballaststoffe:	9 g

Zutaten (für acht Brownies):

300 g Datteln
190 g Haselnüsse oder Walnüsse
160 g Mandeln
100 g Kakaopulver
1/2 TL Meersalz

Zubereitung:

1

Wenn man keinen sehr leistungsstarken Mixer hat, sollte man die Nüssen in jedem Fall vor dem Mixen klein Hacken. Ebenso sollte man dann die Datteln sehr fein schneiden und besser mit den Händen einarbeiten und verkneten. Wenn der Mixer stark genug ist, kann man es natürlich alles darin verkneten.

2

Die Steine aus den Datteln entfernen, in grobe Stücke schneiden und alles für ca. eine halbe Stunde in Wasser einweichen lassen. Die Mandeln grob hacken.

3

Hasel- bzw. Walnüsse im Mixer so lange mahlen, bis ein Nussmehl entsteht. Mit Salz würzen und das Kakaopulver hinzufügen, alles noch einmal mixen.

4

Die eingeweichten Datteln durch ein Sieb abgießen und das Wasser dabei auffangen. Nach und nach die Datteln zum Nussmehl in den Mixer geben und alles gut verkneten lassen, bis ein gleichmäßiger Teig entsteht. Der Teig sollte durch die Datteln leicht klebrig sein. Am Ende die gehackten Mandeln mit in den Teig verkneten.

5

Die Nuss-Brownie-Mischung in einer großen, flachen Schüssel oder Auflaufform gleichmäßig verteilen und platt drücken. Die Schüssel mit einem Küchentuch abdecken und die Nuss-Brownies mindestens 20 bis 24 Stunden fest werden lassen. Dann kann man die Brownies in die gewünschte Größe schneiden und servieren. Im Kühlschrank bleiben sie noch einige Tage frisch.

Exotischer Pudding

Nährwertangaben pro Portion:

kj:	450
Kohlenhydrate:	28 g
Fett:	33 g
Eiweiß:	10 g
Ballaststoffe:	13,5 g

Zutaten (für zwei Portionen):
4 EL Chia-Samen
140 ml Reis-, Mandel- oder Hafermilch
1 große Papaya-Frucht
2 EL Leinöl
2 Spritzer Zitronensaft
4 EL gehackte Walnüsse, Cashewkerne oder Mandeln

Zubereitung:

1

In einer Schüssel die Chia-Samen zusammen mit der Reismilch mischen und die Samen für mindestens eine Stunde quellen lassen, gerne auch am Abend vorbereiten.

2

Die Papaya halbieren und mit einem großen Löffel die Kerne und fasern komplett entfernen. Man kann die Papaya einfacher schälen, wenn man sie zunächst in dicke Streifen schneidet. Am Ende das Fruchtfleisch in mundgerechte Würfel schneiden. Den Zitronensaft über die Papaya-Stücke träufeln.

3

Die Chia-Samen-Reismilchmischung hat nun eine Konsistenz wie ein Pudding. Diesen in zwei Schalen füllen und Leinöl einmischen. Papaya-Stücke darauf anrichten und mit gehackten Nüssen garnieren.

Allgemeine Tipps fürs leichteres Abnehmen

Trinken, Trinken, Trinken

Gerade beim Abnehmen ist es sehr wichtig, ausreichend Wasser und andere gesunde Getränke zu sich zu nehmen. Der Körper und der Stoffwechsel funktionieren nur mit einer gewissen und vor allem ausreichenden Flüssigkeitsmenge. Versuchen Sie mindestens zwei Liter, besser noch drei Liter Wasser pro Tag zu trinken

So wird es gemacht:

- Gleich nach dem Aufstehen ein großes Glas (0,5 Liter) Wasser trinken

- Bis zum Mittagessen einen weiteren Liter trinken. Stellen Sie sich eine Flasche mit einem Liter Wasser direkt auf den Schreibtisch oder an den Arbeitsplatz und trinken Sie mindestens jede Stunde ein großes Glas.

- Nach dem Mittagessen füllen Sie die Wasserflasche wieder auf, so dass Sie insgesamt bis zum Ende der Arbeitszeit schon 2,5 Liter getrunken haben.

- Am Abend schaffen Sie dann auch noch den letzten halben Liter.

Am Anfang wird das vermehrte Wasser sicherlich ein wenig gewöhnungsbedürftig sein. Der Wasserbauch blubbert und Sie müssen ständig auf die Toilette. Nach zwei bis drei Tagen spätestens wird sich der Körper aber daran gewöhnt haben und Sie werden sich allgemein fitter fühlen. Das Wasser hilft, Ihren Körper zu entgiften. Nach spätestens drei bis vier Wochen werden Sie deutliche Veränderungen spüren:

- Ihre Haut wird reiner werden, da das Wasser hilft, Toxine aus dem Körper zu spülen, die zu Entzündungen und Pickeln führen können.Ebenso sollten kleine Fältchen im Gesicht verschwinden, die Haut nur zu Falten neigt, wenn sie dehydriert ist und der Wasserhaushalt nicht ausreichend ist. Insgesamt werden Sie frischer aussehen.

- Sie werden automatisch mehr Energie haben und wacher sein und sich entsprechend besser konzentrieren können, auch über den ganzen Tag hinweg. Kaffee sollte nicht mehr nötig sein. Und Müdigkeit bzw. Konzentrationsschwieigkeiten kommen vor allem davon, wenn man zu wenig trinkt, also von Dehydration. Insgesamt steigt also die Produktivität und vor allem auch die gute Laune.

- Wenn Sie ständig genügend Flüssigkeit zu sich nehmen, sollten Sie auch wenig Appetit haben und schon gar keinen Heißhunger bekommen. In der Folge werden Sie also weniger essen und abnehmen.

- Ihr gesamter Körper sollte fitter und lebendiger werden. Gelenk- und Muskelschmerzen kommen oft daher, wenn sie nicht mit genügend Wasser versorgt werden. Die Leber arbeitet durch die erhöhte Wassermenge auch besser, spült mehr Giftstoffe aus und reinigt Ihr Blut. Lebensmittel werden nur und noch besser mit genügend Flüssigkeit verdaut. Das Immunsystem wird also gestärkt und der Abwehrmechanismus gegen Krankheiten arbeitet besser. Sie sollten also seltener krank werden.

Wenn WASSER zu langweilig wird.....

Es gibt jede Menge Alternativen zum gesunden Leitungswasser, einfach, um mehr Abwechslung und Geschmack in den Tag zu bringen.

- Kräutertees (natürlich ohne Zucker)

- frisch gepresste Säfte

- Infused Water: Hierbei kann man in einen Krug Wasser verschiedene Obstsorten, Kräuter oder auch Gewürzemischen, damit das Wasser deren Geschmack annimmt.

- Frische Früchte wie bspw. Orangen liefern hilfreiches Vitamin C.
- Auch geschnittene Äpfel, Erdbeeren, aber auch Gurke, Minze oder Basilikum schmecken sehr gut.
- Wenn Sie es etwas schärfer mögen, können Sie Ingwer oder Chilly ins Wasser mischen. Das wärmt vor allem an kalten Tagen von innen.

Haftungsausschluss

Die Autorin kann für die Verwendung der Informationen, die in diesem Ratgeber bereitgestellt werden, und für die Umsetzung dergleichen nicht verantwortlich gemacht werden. Alle Informationen werden auf eigenes Risiko verwendet und umgesetzt. Haftungsansprüche und Schadensersatzansprüche sind ausgeschlossen. Die Autorin wird keine Haftung für jedwede Schäden übernehmen, die bei der Zubereitung der Gerichte entstehen. Der Inhalt und alle Informationen in diesem Ratgeber wurden mit größter Sorgfalt und aktuellen Informationen geschrieben. Die Autorin kann aber weder Gewähr noch Haftung für eventuelle, fehlerhafte Informationen übernehmen. Dies ist ein persönlicher Erfahrungsbericht und kein medizinisches Lehrwerk.

Impressum

Kontakt:
S. Kohls, PO Box, Addis Abeba, Äthiopien

Covergestaltung: germancreative
Fotoquelle: depositphotos.com

29502367R00068

Printed in Poland
by Amazon Fulfillment
Poland Sp. z o.o., Wrocław